AF341251

LES ONDES QUI GUÉRISSENT

Exposé des Théories

DE M. GEORGES LAKHOVSKY

AVEC QUELQUES OBSERVATIONS
FAITES SUR DES MALADES PAR DES SAVANTS ET DES PRATICIENS
A LA SUITE DE L'APPLICATION DE SES MÉTHODES

C. O. L. Y. S. A.

CIRCUIT OSCILLANT LAKHOVSKY

25, Rue des Marronniers - PARIS (16ᵉ)

LES ONDES QUI GUÉRISSENT

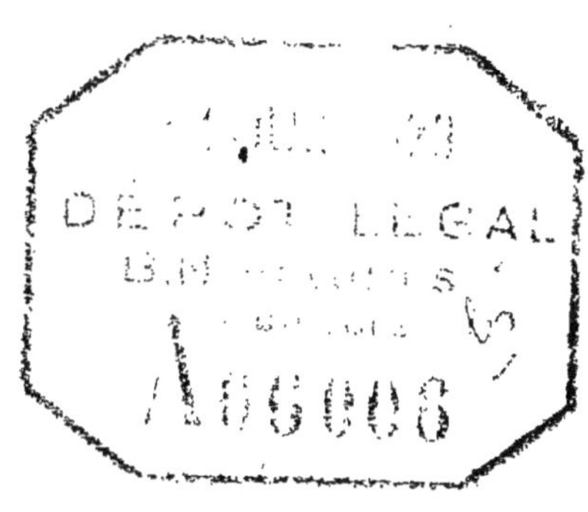

LES ONDES QUI GUÉRISSENT

Exposé des Théories

De M. Georges LAKHOVSKY

AVEC QUELQUES OBSERVATIONS
FAITES SUR DES MALADES PAR DES SAVANTS ET DES PRATICIENS
A LA SUITE DE L'APPLICATION DE SES MÉTHODES

C. O. L. Y. S. A.

CIRCUIT OSCILLANT LAKHOVSKY

25, Rue des Marronniers - PARIS (16e)

LES ONDES QUI GUÉRISSENT

Les malades ont une tendance souvent marquée à croire que peu de progrès réels peuvent être faits dans l'art de guérir. Cependant la médecine, dont on a dit qu'elle était plutôt un art qu'une science, tend indéniablement à devenir une science positive, et cela grâce aux applications incessantes des nouvelles méthodes scientifiques.

Les progrès de la chimie ont permis d'isoler les principes actifs que les Anciens, dans leur intuitive ignorance, demandaient aux herbes, qu'ils appelaient des *simples*. La synthèse organique permet de recomposer des substances toujours plus semblables à celles de nos tissus. Mais il ne faudrait pas croire que le progrès de la médecine soit exclusivement lié à celui de la chimie.

Les êtres vivants subissent, à tous les degrés, l'action des agents physiques et les affinités chimiques ne représentent qu'une toute petite partie de ces agents.

A l'heure où l'on attribue en physique la place prépondérante à l'électricité et à la radioélectricité, alors qu'on prétend expliquer toute matière par l'électron et tout mouvement par l'onde, il est indispensable de ne pas méconnaître la puissance de pareils agents en thérapeutique.

Un savant français de valeur, que le sort de l'humanité ne laisse pas indifférent, M. Georges Lakhovsky, a précisément entrepris de combler cette lacune en étudiant, à la lumière des travaux de son illustre prédécesseur, le professeur d'Arsonval, dans quelle mesure les ondes électriques naturelles et artificielles conditionnent notre existence et quelles forces nous pouvons y puiser pour maintenir notre santé et traiter nos maladies.

La méthode du *circuit oscillant*, qu'il a imaginée et dont les applications apparaissent d'ores et déjà si fécondes, résulte d'une série de recherches, tant théoriques que pratiques, que M. Lakhovsky poursuit depuis de longues années sur le mystère de l'origine de la vie et sur le problème du traitement du cancer.

Ce hardi novateur a montré dans une suite d'ouvrages qui relatent ses travaux : *L'Origine de la Vie, L'Universion, Contribution à l'étiologie du Cancer, Le Secret de la Vie* ([1]), que les ondes radioélectriques ne doivent pas être considérées seulement comme le plus perfectionné de nos moyens de communication, mais bien comme le principe même sur lequel repose l'univers, en particulier les êtres organisés et la vie.

Les observations, les constatations et les expériences de

______

([1]) Gauthier-Villars, éditeur.

M. Lakhovsky lui ont imposé la nécessité inéluctable d'expliquer par les ondes électromagnétiques les phénomènes de la biologie et particulièrement ceux que, jusqu'à ce jour encore, personne n'a pu expliquer, par exemple les secrets de l'instinct. Il est parvenu à montrer, en effet, que seules les ondes étaient susceptibles de guider à de très grandes distances les animaux ainsi que de leur permettre de communiquer entre eux et avec le monde extérieur.

C'est ainsi que M. Lakhovsky a été amené à concevoir la nature oscillatoire de la cellule vivante et des êtres organisés, de même que le physicien a conçu la nature oscillatoire de la molécule matérielle, de l'atome et de l'univers entier. Cette hypothèse s'est trouvée progressivement vérifiée par ses expérimentations si originales et si fécondes sur le traitement du cancer et des autres maladies.

Il est facile de comprendre pourquoi la cellule vivante est un petit oscillateur et résonateur électrique. La cellule est en effet constituée par un noyau baignant dans un liquide (protoplasma) entouré d'une membrane. Or, le noyau est formé essentiellement de filaments tubulaires en matière isolante contenant intérieurement un liquide salin conducteur de l'électricité. Ces filaments, ainsi entortillés sur eux-mêmes dans la cellule, sont donc de véritables petits circuits oscillants en tous points comparables aux circuits, bobinages et enroulements des appareils récepteurs.

La cellule vivante peut alors jouer le rôle d'un émetteur

ou d'un récepteur d'ondes radioélectriques de faibles longueurs, qui déterminent dans les circuits de son noyau des courants électriques de très haute fréquence. Or, la vibration d'un circuit oscillant est entretenue par l'énergie rayonnante et l'on peut se demander d'où provient l'énergie qui fait vibrer les cellules animales et végétales, dont l'ensemble forme ce qu'on appelle « la vie à la surface de la Terre ».

Depuis quelques années, les savants astrophysiciens ont révélé l'existence d'ondes électriques naturelles de toutes longueurs et particulièrement d'ondes très pénétrantes, qu'en raison de leur nature universelle ils ont nommé les ondes *cosmiques*. Ces ondes, qui proviennent des interférences de tous les rayonnements astraux, ont une telle force qu'elles traversent une épaisseur de 7^m de plomb et de 50^m de certains terrains. Il est même probable qu'il existe certaines ondes cosmiques capables de traverser toute la Terre.

M. Lakhovsky a réussi à montrer, par une succession d'expériences, que l'oscillation cellulaire des organismes vivants est entretenue par la radiation cosmique. Mais un inconvénient capital résulte de la variation constante de l'intensité du champ de ces ondes et de leurs fréquences, par suite de la rotation de la Terre dans l'univers cosmique. L'extrême variation de ces ondes explique précisément la difficulté de maintenir l'équilibre cellulaire des organismes vivants, c'est-à-dire la santé.

Il est permis de croire que, si les ondes cosmiques restaient constantes en valeur et en fréquence, nous ne connaîtrions ni la maladie, ni la souffrance, ni la mort. Le problème du maintien de la santé revient donc au maintien de la constance de l'oscillation vitale et, par suite, de la régularisation du champ des ondes cosmiques autour du sujet.

Une telle conception paraît actuellement très nouvelle, parce qu'on s'est accoutumé depuis fort longtemps, en médecine, à se placer surtout au point de vue de la chimie et à ramener les actions biologiques à des affinités. Mais, dans le même temps, les chimistes sont obligés de recourir à l'électricité pour expliquer leurs réactions.

La notion de l'oscillation cellulaire, que M. Georges Lakhovsky a si nettement définie, n'est, à bien y songer, pas plus singulière que celle du microbe. Ainsi dans son dernier ouvrage *Le Secret de la Vie*, il dit :

« Qu'est-ce qu'un microbe ? Est-ce un animal microsco-
» pique qui a une bouche et des dents pour dévorer les
» cellules saines des tissus qui l'environnent ? Nullement.

» Agit-il par réaction chimique comme une substance
» corrosive ? Non plus, parce qu'il a une composition à
» peu près analogue à celle de la cellule à laquelle il
» s'attaque. Le microbe, c'est simplement un circuit oscil-
» lant qui, par couplage avec les cellules saines, force
» celles-ci à osciller sur une fréquence différente de leur
» fréquence propre d'oscillation, ou bien étouffe leur
» oscillation en introduisant dans le circuit de ces cellules
» des résistances électriques (toxines), ou encore émet un

» rayonnement parasite qui souffle par interférence le
» rayonnement propre des cellules saines. »

La maladie, lutte entre le microbe et la cellule saine,
est donc ramenée à un déséquilibre oscillatoire provoqué
par l'altération de la vibration cellulaire sous l'action du
microbe.

D'une manière générale, et même s'il ne s'agit pas d'une
maladie microbienne, le mal résulte du déséquilibre oscillatoire dû à l'affaiblissement ou à l'excès de la radiation
cellulaire.

Grâce à ses investigations dans toutes les branches des
sciences physiques, M. Lakhovsky est parvenu à montrer
qu'il existe des causes naturelles permanentes de déséquilibre oscillatoire, telles que celles qui proviennent, par
exemple, de la nature du terrain. Un renforcement des
ondes cosmiques se produit sur les terrains conducteurs de
l'électricité, tels que l'argile plastique, les marnes, les sols
ferrugineux et carbonifères. Ce rayonnement et les interférences qui en résultent entraînent une division rapide
des cellules saines en cellules néoplasiques telles que celles
qui forment les tumeurs cancéreuses, ou bien provoquent
le déséquilibre oscillatoire des cellules qui engendre bien
des maladies.

Pour éviter les effets si néfastes du déséquilibre oscillatoire, il est indispensable d'assurer par filtration électrique
la régularisation du champ cosmique au voisinage de
l'organisme vivant, comme M. Lakhovsky l'a lumineuse-

ment expliqué dans *Contribution à l'étiologie du Cancer.* On obtient ce résultat en agissant soit sur les constantes électriques de la cellule en modifiant sa composition chimique, soit en plaçant à l'entour du sujet ou sur le sujet même un ou plusieurs circuits oscillants faisant fonction de filtres électriques.

Voici comment M. Lakhovsky nous a expliqué le fonctionnement de cette filtration :

On sait que l'atmosphère terrestre est le siège de quantités d'oscillations électromagnétiques de toutes longueurs d'ondes et de toutes intensités, par suite de constantes et innombrables décharges électriques (foudre etc...). D'autre part, nous savons que tous les moteurs électriques à collecteurs et à balais, toutes les magnétos, tous les appareils de traction, de redressement de courant et la plupart des applications électriques créent dans l'atmosphère tout un champ d'ondes auxiliaires permanentes.

De plus, depuis une quinzaine d'années, la Terre s'est recouverte d'un réseau tellement serré de véritables usines d'où sortent les ondes des radiocommunications, radiotélégraphie, radiotéléphonie, etc., qu'il est actuellement impossible de trouver la moindre place libre disponible dans la gamme de ces ondes.

Dans ces conditions, on conçoit que n'importe quel circuit oscillant de n'importe quelle dimension et de n'importe quelle forme est susceptible de trouver dans ce vaste champ des ondes l'onde propre sur laquelle il peut osciller; on constate donc qu'il n'est pas nécessaire pour le faire osciller d'avoir recours à un générateur d'ondes locales, tel que le radio-cellulo-oscillateur avec lequel M. Lakhovsky a guéri les géraniums inoculés du cancer en 1924.

Voilà donc l'explication rationnelle et logique du fait que le circuit oscillant employé. sans excitation par M. Lakhovsky dans sa seconde série d'expériences ait pu également guérir les géraniums inoculés du cancer. En effet, sous l'action de ce champ constant des ondes radioélectriques puisées dans l'atmosphère et qui le mettent en résonance, le circuit oscillant crée un *champ local*, lequel canalise et filtre en quelque sorte les ondes cosmiques nécessaires à l'oscillation cellulaire.

Cette filtration est d'ailleurs un phénomène général. On constate en effet que des rayonnements tels que la lumière, les rayons ultraviolets et autres radiations électromagnétiques; radium, rayons X, etc. n'ont pour propriété, selon M. Lakhovsky, que de faire agir les ondes cosmiques soit à l'avantage, soit au désavantage des cellules.

Au contraire, le champ créé par le *circuit oscillant Lakhovsky* est constant et ne met en jeu qu'une force, entretenue très douce. Il agit toujours d'une manière favorable sur l'oscillation de la cellule en facilitant, par la filtration des ondes cosmiques, la division cellulaire d'une manière régulière et permanente, ce qui explique la vigueur ainsi rendue aux cellules, qui leur permet de lutter victorieusement contre toutes les maladies et contre tous les microbes.

Depuis les premiers traitements, des géraniums dont nous venons de parler, et qui ont fait l'objet de communications à l'Académie des Sciences et à la Société de Biologie, les méthodes découvertes et préconisées par M. Georges Lakhovsky ont été appliquées avec succès dans les cliniques des hôpitaux à de nombreux malades sur l'indication de leur médecin, tant en France qu'à l'étranger.

De savants praticiens, familiarisés depuis longtemps avec les applications médicales de l'électricité et des rayonnements (radiumthérapie, radiologie, rayons ultraviolets), ont saisi d'emblée l'importance de la découverte de M. Georges Lakhovsky et ont bien voulu lui offrir leur concours pour mettre en pratique ses méthodes et expérimenter la thérapeutique oscillatoire.

Non seulement en France, mais à l'étranger, le corps médical a accueilli avec intérêt la théorie de l'oscillation cellulaire et n'a pas tardé à appliquer les traitements préconisés par M. Lakhovsky. Le professeur Sordello Attilj, savant cancérologue, directeur du Service radiologique de l'Hôpital de San Spirito in Sassia, à Rome, a obtenu par ces méthodes des résultats si positifs qu'il n'a pas hésité à présenter un rapport détaillé et précis au Congrès de Radiologie de Florence (mai 1928).

Comme on peut s'en rendre compte par les observations que nous avons recueillies dans cet opuscule, ce n'est jamais en vain que la plupart des maladies ont pu être traitées selon ces méthodes comportant l'application d'un ou plusieurs circuits oscillants sous forme de bracelets, colliers, ceintures. Des résultats remarquables ont été obtenus dans des cas très nombreux de cancer, même très avancés. On arrive généralement à localiser le mal, à supprimer la souffrance, à amener la maladie en régression et, d'une manière courante, à provoquer une amélioration très sensible de l'état général et même un rajeunissement de l'organisme dont on constate facilement les symptômes.

M. Georges Lakhovsky a bien voulu nous communiquer un certain nombre d'observations parmi les milliers qu'il a reçues de sujets atteints des maladies les plus variées et qui ont été traitées avec les circuits oscillants Lakhovsky.

OBSERVATIONS

extraites du Rapport présenté par le professeur Sordello
Attilj, directeur du Service radiologique de l'Hôpital de
S. Spirito in Sassia à Rome, au Congrès de Radiologie
de Florence (mai 1928).

T..., Joseph, 78 ans, Salle Saint-Paul (Hôpital de San Spirito),
Rome. — **Diagnostic : Épithéliome ulcéré du plancher de
la bouche avec métastases sous-maxillaires.**

Le patient est hospitalisé depuis quelques mois parmi les
chroniques, car une grande surface ulcérée occupe tout le
plancher buccal et la paroi antérieure de la langue. Le
malade a dépassé le critérium d'opérabilité. Il a des ganglions
dans les régions sous-maxillaires. Il a de fortes douleurs au
niveau des lésions, telles que l'ingestion des aliments et la
déglutition sont empêchées.

On lui applique (décembre 1927) un circuit oscillant
Lakhovsky autour de la taille; le patient, après une dizaine
de jours, ressent une diminution telle de la douleur qu'il
commence à se nourrir plus abondamment.

En même temps, la plaie, qui donnait issue à une substance fétide grisâtre, se nettoie un peu et la mauvaise odeur cesse.

Cet état de choses devient toujours plus marqué et un certain aplatissement se voit sur les boutons épithéliaux.

Actuellement, on ne remarque pas d'autres métastases que celles existant en décembre 1927.

C..., Thérèse, 25 ans, Vico nel Lazio (Fosinono). — **Diagnostic : Sarcome récidivant de la main gauche.**

Il y a deux ans, la malade a été opérée à Rome de sarcome de la main et, après 6 mois environ, elle a eu une récidive pour laquelle elle a été soumise à Alatri à une deuxième intervention.

Elle a été bien quelques mois, après lesquels j'ai noté une autre récidive. Actuellement, elle présente du côté palmaire, au niveau du V métacarpien, une tuméfaction dure de la grandeur d'une grosse prune, adhérente au plan osseux, douloureuse, d'une dureté fibreuse.

Une radiographie montre le V métacarpien du côté antérieur raréfié et présentant une zone de périostite.

On lui applique (novembre 1927) un circuit oscillant Lakhovsky (à bracelet) que la patiente n'enlève jamais. Après 15 jours, la malade, réexaminée, déclare que la douleur est presque disparue.

Après 1 mois environ, la tuméfaction devient moins dure et donne une impression de souplesse.

Depuis 2 mois, la tuméfaction est presque complètement

disparue et il est possible de percevoir directement le métacarpien.

M..., Assunta, 28 ans, Trasacco (Aquila). — **Diagnostic :
Sarcome récidivant du sein droit.**

Il y a un an et demi, la patiente a été opérée d'une grosse
tuméfaction au sein droit, tuméfaction qui, à l'examen
histologique, a été diagnostiquée comme sarcome.

La malade subit prophylactiquement une irradiation avec
les rayons Rœntgen (selon la méthode allemande). Elle se
porte bien pendant une année, après laquelle réapparaît
la tuméfaction. On essaye une nouvelle intervention, laquelle
a permis une exérèse partielle.

En décembre 1927, immédiatement au-dessous de la cicatrice, on palpait une tuméfaction de la grandeur d'une
grosse noix dure, non enlevable, douloureuse spontanément.

On lui applique (décembre 1927) un circuit oscillant
Lakhovsky autour de la taille; la malade est revue par
périodes de 15 à 30 jours; j'ai pu constater que la tuméfaction
a régressé de manière continue jusqu'à ce qu'on ne puisse
plus la palper; en même temps, les douleurs ont cessé.

G..., Antoine, 60 ans, Rome. — **Diagnostic : Épithélioma
ulcéré de la verge.**

Le malade, il y a six mois, a remarqué une petite ulcération sur le gland, laquelle s'est étendue graduellement. Un examen histologique a permis d'établir la nature épithélio-mateuse de la tumeur. Le patient refuse l'intervention chirur-gicale.

En novembre 1927, on lui applique un circuit oscillant Lakhovsky autour de la taille. Après quelques jours, la douleur qui le tourmentait s'est apaisée.

Le patient, depuis quelque temps, ne donne plus de ses nouvelles.

E. S..., 40 ans, Rome. — **Diagnostic : Troubles à type doulou-reux et moteurs consécutifs à une exérèse du sein pour cancer. Petite métastase sur la cicatrice.**

La malade a été opérée à Rome, la première fois en mars 1925, la deuxième fois en septembre 1926. Avant les deux opérations, elle souffrait de fourmillements aux mains qui se manifestaient vers 6ʰ du matin pour cesser après que la malade se levait de son lit, et qui ont disparu après l'intervention opératoire.

Depuis quelque temps, les fourmillements aux mains sont réapparus. On lui applique un circuit oscillant Lakhovsky autour de la taille, le 9 novembre 1927. Les fourmillements cessèrent sans plus réapparaître à la suite.

Six mois avant l'apparition du circuit oscillant Lakhovsky, le patient souffrait de douleurs thoraciques avec crises accom-pagnées de fièvre à 38° et parfois à 39°, 5, et sueurs très abondantes, d'interprétation difficile, probablement dues à des troubles névritiques. Ces phénomènes ont persisté avec le circuit, quoique très atténués. Trois mois environ après l'application du circuit, la malade a eu un œdème accompagné de très fortes souffrances à l'avant-bras gauche (premier côté opéré dans de graves conditions à cause de la grande extension du mal) avec formation d'une tuméfaction de la grandeur d'un petit pois, de couleur blanc grisâtre, située dans la peau de l'avant-bras, phénomènes qui duraient depuis une quinzaine de jours. Ils cessèrent après l'application d'un deuxième circuit oscillant Lakhovsky (bracelet). En même temps, l'œdème a disparu et avec lui la sensation de tension (2 à 3 jours après) et la petite tuméfaction 4 à 5 jours après.

À la suite de l'application du bracelet au bras gauche, cessèrent en même temps les douleurs probablement dues à des troubles névritiques. Un soir, la malade, qui devait sortir, enleva le bracelet sans le remettre, rentrée chez elle. Le lendemain soir, réapparurent les douleurs thoraciques très fortes. L'usage des antinévralgiques a été sans résultats. Vers 2^h de la nuit, elle se rappela ne pas avoir le bracelet. Immédiatement elle le plaça à son bras. Une demi-heure après, toutes les douleurs cessèrent sans plus réapparaître, car elle continua à porter son bracelet.

Depuis deux à trois semaines environ, comme elle constatait qu'à cause de l'allongement de la ceinture de caoutchouc du circuit autour de la taille les extrémités du conducteur métallique étaient très éloignées, le circuit a été remplacé par un autre, contenant cette fois une tresse de cuivre d'une section 8 à 10 fois environ plus grande que celle du conducteur du premier circuit. Les mains et les pieds de la malade, qui depuis l'enfance étaient toujours très froids, presque glacés, se sont réchauffés pour atteindre une température normale qui, avec le circuit, s'est toujours conservée.

N. B. — La fille (13 ans) de la malade, porteuse aussi depuis plusieurs mois d'un circuit oscillant autour de la taille et qui, comme la mère, a toujours eu auparavant les extrémités très froides, interrogée par sa mère pour savoir si elle voulait un circuit de section plus forte, a répondu qu'elle n'en avait pas besoin car, pendant cet hiver (par conséquent depuis qu'elle porte le circuit oscillant Lakhovsky), elle avait toujours eu les mains et les pieds chauds.

M. H..., 61 ans, Rome. — **Diagnostic : Polisarcie.**

La malade est d'une famille d'uricémiques, elle pèse 120^{kg}. Elle souffrait de douleurs lancinantes dans les régions lombaires. Pas beaucoup d'appétit. Grande difficulté dans les mouvements. Lorsqu'elle était assise il lui fallait 3 ou 4 minutes pour se lever. Obligée par ses occupations de s'éloigner et de rentrer chez elle quatre fois par jour, elle était obligée de se servir d'un moyen de locomotion, ce petit trajet lui étant même impossible à faire à pied.

Le 12 décembre 1927, on lui applique un circuit oscillant

Lakhovsky autour de la taille; 3 ou 4 jours après, les douleurs dans la région lombaire disparaissent. Elle reprend l'appétit et au bout de 3 mois n'a plus besoin de moyen de locomotion pour faire le trajet entre l'arrêt du tramway et son domicile, parcours qu'elle fait maintenant à pied quatre fois par jour. Même si elle est assise dans un fauteuil très bas, elle peut se lever avec la plus grande facilité.

A la suite de ces observations, le professeur Sordello Attilj termine ainsi son rapport :

Les cas peu nombreux cités, qui représentent seulement le commencement de l'œuvre que nous voulons développer, montrent que l'usage des *circuits oscillants Lakhovsky est vraiment efficace.* Lorsqu'on pense à la fatalité tragique du cancéreux, qui s'achemine rapidement vers la mort au milieu de douleurs parfois impossibles à calmer par aucun moyen et avec des troubles de tous les organes, on peut dire que tout symptôme qui sera atténué représente une œuvre de bienfaisance pour les pauvres malades.

Il n'y a pas de doute, par conséquent, que les âmes bonnes et généreuses sauront comprendre l'utilité de la diffusion de la méthode Lakhovsky et en deviendront des apôtres ; on pourra ainsi répandre l'usage des « circuits oscillants » et faire naître des dispensaires pour les applications avec l'appareil de M. Lakhovsky, et les petits sacrifices accomplis, le temps dépensé dans cette œuvre de bien, seront largement récompensés par la grande joie que donne le sentiment du bien accompli pour ceux qui souffrent du plus terrible des fléaux qui accablent l'humanité.

Prof. Dr SORDELLO ATTILJ,
Directeur du Service Radiologique
de l'Hôpital de S. Spirito in Sassia à Rome.

AUTRES OBSERVATIONS FAITES EN FRANCE PAR DES MALADES ET DES MÉDECINS.

Le Collier miraculeux.

Le jeudi 29 décembre 1927, M. Lakhovsky a bien voulu me remettre son fameux collier guérisseur pour Mme D..., qui, depuis plusieurs mois, souffre des jambes et se trouvait depuis quelques semaines dans un état d'abattement singulier.

Mme D... est une « phlébitée ». Elle a fait une cure à Bagnoles en juin dernier. Au lieu de lui apporter le soulagement habituel, cette cure semble lui avoir été, cette fois, plutôt nuisible. Des troubles étranges dans les jambes, des impressions de brûlures, de bouillonnements, lui causaient une grande gêne et surtout faisaient naître des appréhensions intolérables. Elle restait constamment étendue, n'osait plus marcher, éprouvait une grande fatigue après les moindres mouvements. D'autre part, ses nuits n'étaient pas bonnes. Des insomnies fréquentes la tenaient éveillée de longues heures.

C'est dans ces conditions qu'elle mit le collier à son cou. Dès la première nuit, les choses s'améliorèrent. Elle dormit d'un sommeil paisible, sans arrêt, pendant 8 heures. Les nuits suivantes furent encore mieux employées. Mme D... resta 10 heures au lit, avec un plaisir qu'elle ne connaissait plus. Elle y prenait enfin un vrai repos.

Elle se sentait enveloppée, baignée d'une chaleur très douce. Ses jambes, peu à peu, cessèrent de l'occuper; les phénomènes irritants dont elles étaient le siège, peu à peu, disparurent. Elle put marcher, vaquer à ses occupations qui, ces jours-là, furent nombreuses, sans que les malaises la reprennent.

L'estomac digérait à merveille. Un bien-être général se produisit qui se traduisait en dehors, par une gaieté, un entrain depuis longtemps oubliés.

Cela dura 6 jours.

Mme D..., la septième nuit, fut incommodée par la chaleur ; elle supposa que le collier en était cause et elle le quitta. Tout de suite, elle se trouva moins à l'aise. Les digestions furent pénibles et s'accompagnèrent de brûlures. Elle fut moins alerte, moins vive dans ses mouvements. Ses yeux perdirent de leur acuité. Il semblait que la vie en elle n'avait plus la même intensité. Et le sommeil de nouveau s'en allait...

Cependant les jambes restent en excellent état. Le mieux paraît être durable.

Au bout de 5 jours, elle a remis le collier, afin de retrouver le bien-être qu'elle avait connu pendant 6 jours inoubliables. Cette reprise a aussitôt ramené la vie, la joie, le sommeil, et a régularisé toutes les fonctions.

Cela tient véritablement du miracle.

Fait à Paris, le 12 janvier 1928.

Signé : Ph. D...,

Professeur agrégé.

Montpellier (9, rue Brueys), 16 février 1928.

Monsieur Lakhovsky,

Monsieur,

Je ne saurais vous dire combien votre lettre m'a fait plaisir, complétée qu'elle s'est trouvée par l'arrivée, au même courrier, d'une longue lettre de mon vieil ami Gautier, qui m'a écrit le résumé de l'intéressante conversation que vous avez eue avec lui.

Je viens de recevoir les six colliers annoncés. Je vous joins la note suivante résumant les faits acquis à l'heure actuelle par mes observations sur moi-même au bout de 12 jours du port du collier.

Observations sur le collier Lakhovsky.

Lundi 30 janvier 1928 : Rentré dans mon appartement à $11^h 30^m$, sous une pluie violente et complètement glacé par des bourrasques. Trouvé le collier arrivé, et placé l'appareil immédiatement. Au bout d'un temps court, sensation de réchauffement intérieur très nette. A 13^h, déjeuner de régime habituel avec un appétit inaccoutumé. Digestion ultra-rapide et sensation depuis longtemps non perçue de mouvements péristaltiques de l'intestin.

Mardi 31 janvier et jours suivants : Disparition totale

de la paresse stomacale et digestions ultra-rapides de tous aliments (régime végétarien et fructuarien exclusivement de toute alimentation carnée). Suppression totale et absolue depuis le premier repas de tout stimulant stomacal.

Vendredi 3 février : Noté une atténuation sensible de l'acidité stomacale qui semble s'accentuer avec des alternatives de reprises, mais de moins en moins vigoureuses.

Noté : une disparition presque totale de la paresse intestinale avec constipation, semble se continuer très nettement.

Noté la disparition acquise dès le premier jour, des sensations de vertiges souvent pénibles et coïncidant presque toujours avec des accès de paresse du tube digestif.

Suppression totale des excitants cardiaques et presque totale des stimulants de l'intestin.

Dimanche 5 février : Noté la disparition totale d'une gêne très grande résultant du mauvais fonctionnement des organes internes des oreilles (surdité complète de l'oreille gauche à la suite d'un choc causé par un coup de canon mal écouté en fin 1914). Dureté très forte de l'oreille droite. Cet ensemble avait supprimé presque totalement le sens de l'orientation, si bien que lorsqu'il s'agissait, dans la rue, de surveiller la circulation des voitures en traversant une rue, il fallait marquer un temps d'arrêt complet et se tourner tout d'une pièce sans pouvoir tourner la tête librement, surtout du côté gauche. Depuis dimanche, cette pénible gêne a totalement disparu après atténuation graduelle dès le 1er février et jours suivants.

Depuis le premier jour du port du collier, sensibilité du

froid très atténuée, caractérisée par la possibilité de rester à travailler dans mon bureau avec 13 ou 14 degrés thermométriques, alors qu'avant le port du collier 17 à 18 degrés étaient nécessaires pour supprimer la gêne de froid.

Depuis le premier jour et allant en augmentant très nettement, reprise de l'activité facile de la marche gênée depuis plusieurs années par les suites d'une brûlure accidentelle sous la plante du pied droit, brûlure guérie complètement, mais ayant entraîné par suite une paresse circulatoire dans toute la jambe inférieure droite.

Sensation allant en s'accentuant de facilité plus grande aux perceptions tactiles et olfactives. Ces dernières, très développées chez l'expérimentateur, pourraient bien être fortement activées d'après la théorie émise par M. Charles Henry que les « sapidités et odorances sont dues à l'absorption des radiations infrarouges issues du rayonnement thermique de la muqueuse par les corps sapides et odorants, absorption entraînant un nouvel équilibre thermique des vibrations de ce rayonnement » (*Théorie du rayonnement*, p. 71, par Charles HENRY.)

Veuillez agréer, Monsieur...

Signé : LABERGERIE.

Laboratoire de l'École d'Agriculture
de Montpellier.

Versailles, le 3 mars 1918.

Monsieur G. Lakhovsky,

Cher Monsieur,

Je m'empresse de vous remercier pour les trois colliers Lakhovsky que vous m'avez donnés et de vous faire part des observations qui ont été faites sur ma femme, ma belle-mère, Mme M... et moi-même, à la suite du port de ces colliers. Les résultats sont vraiment extraordinaires et, étant donné leur concordance sur trois personnes à la fois, il ne peut être question d'auto-suggestion.

1º *Observations sur moi-même.* — Je suis atteint, depuis longtemps, de gastro-entérite avec troubles hépatiques.

J'ai mis le collier chez vous le 21 février à 17ʰ et j'ai éprouvé presque immédiatement une légère sensation de chaleur au cou.

Du 21 au 22, j'ai passé une nuit assez bonne, contrairement à l'habitude, et je n'ai eu que quelques réveils.

Dans la nuit du 22 au 23, j'ai eu quelques insomnies avec dérangement d'intestins. La journée du 23 a été bonne et je n'ai éprouvé aucune fatigue.

La nuit du 23 au 24 a été bonne. Dans le train, un de mes amis, le Colonel W..., me dit : « Qu'avez-vous de changé dans la figure ? Vous paraissez plus jeune. » J'ai fait une longue promenade dans Paris en compagnie du Colonel V...

sans éprouver la fatigue habituelle. Après déjeuner, j'ai eu une impression de chaleur à la tête et j'ai cru me sentir légèrement congestionné.

La nuit du 24 au 25 aurait été excellente sans l'intervention vers $2^h 45^m$ de troubles intestinaux.

Dans la journée du 25, l'appétit a été bien meilleur et les digestions plus faciles.

Bonne nuit du 25 au 26. Continuation très marquée du mieux : appétit meilleur, digestions beaucoup plus aisées, etc.

Depuis le 26 jusqu'à ce jour, l'appétit, le sommeil et l'état général sont en amélioration constante.

2º *Observations sur Mme F. C...* — Celle-ci est atteinte d'insomnie et de fatigue générale.

Elle a mis le collier pour la première fois le 21 février au soir avant de se coucher. Nuit excellente après de nombreuses nuits d'insomnie.

Nuit du 22 au 23 également excellente. Aucune impression de fatigue dans la journée.

La nuit du 23 au 24 a encore été excellente. Mme C... dormait encore le matin à l'heure du lever habituel. Elle se sent beaucoup plus forte et pleine d'entrain et de gaieté.

Nuit du 24 au 25 excellente. Amélioration continue de l'état général.

3º *Observations sur Mme M...* (âgée de 62 ans). — Mme M... a eu récemment une hémiplégie et est en convalescence.

Elle a commencé à porter le collier le 22 février au matin.

Toute la journée elle a eu une impression de grand mieux. Elle a fait sans fatigue beaucoup plus d'exercice que les autres jours.

Du 22 au 23, nuit excellente après avoir eu quelque difficulté à s'endormir. Elle est restée éveillée toute la journée. Grand repos.

Nuit excellente du 23 au 24. Grand calme. Profond sommeil Beaucoup de courses.

Du 24 au 25, nuit excellente. Amélioration sensible de l'état général.

Depuis cette date, l'état s'améliore progressivement et la malade attribue nettement l'amélioration à l'influence du collier.

Je tiens à vous exprimer à nouveau ma reconnaissance, car vous avez apporté dans ma famille la santé, le bien-être ainsi que la gaieté et je vous prie d'agréer les assurances de mes sentiments les plus distingués.

Signé : F. C...,

Ingénieur des Arts et Manufactures, 1895.

Docteur D. MARCUS, Licencié ès sciences,
8, rue de Tocqueville, Paris (17ᵉ).

Paris, le 16 mars 1928.

Collier Lahkovsky.

Observations sur le malade de F...

Le malade de F..., âgé de 49 ans, est un grand nerveux, très éprouvé. Atteint d'une lithiase hépatique, avec crises par rétention à répétitions espacées. A subi une appendicectomie en 1914, en pleine crise aiguë et par 40° de température. *Surmenage.* Avait perdu le sommeil normal et passé des nuits pénibles; aucun calmant ni hypnotique classiques ne lui réussissaient. Tous ces calmants l'énervaient, l'excitaient, l'abattaient, le déprimaient. Les désintoxicants énergiques comme l'oxygène, les ultraviolets, les courants continus le calmaient sans lui rendre son sommeil.

Depuis le 2 mars il porte le collier Lakhovsky. Je laisse parler le malade lui-même :

« Le 2 mars après avoir mis le collier oscillant, j'ai passé
» une nuit calme et j'ai dormi d'un profond sommeil
» pendant 7 ou 8 heures au moins. Étant incrédule sur les
» effets d'un collier, je ne voulais rien noter, contrairement
» à ce que m'avait demandé le docteur, avant d'avoir passé

» encore quelques nuits semblables, car je craignais que
» le mieux soit attribuable à une simple auto-suggestion.

» Au bout de quatre nuits excellentes, ce qui ne m'était
» pas arrivé depuis plus de 15 ans, e me suis résolu à prendre
» des notes qui se résument comme suit :

» Depuis, mon sommeil a toujours été profond, régulier,
» réparateur.

» Ma femme, me voyant meilleure mine et en excellente
» santé, m'a demandé de lui prêter mon collier que j'avais
» reçu gracieusement des mains de mon docteur, la docto-
» resse Marcus; mais tandis que je la voyais dormir, grâce
» au collier, je retombais, n'en étant plus moi-même muni,
» dans mes insomnies de jadis, avec rêves, cauchemars, etc.,
» me réveillant 9 ou 10 fois la nuit et me sentant plus
» fatigué à mon lever que le soir au coucher.

» J'ai alors repris le collier miraculeux et depuis je redors
» comme un être équilibré normal.

» Pas une minute, je n'ai été sous l'influence d'une sugges-
» tion et il est indéniable que le rétablissement de ma santé
» est dû au seul port du collier, puisque tous les calmants
» et hypnotiques que je prenais auparavant avec plus de
» foi que lorsque j'ai mis le collier ne produisaient aucun
» effet.

» La seule chose que je demande à mon docteur c'est de
» me procurer un semblable collier pour ma femme qui m'en
» demande un tous les jours. »

Signé : Dr MARCUS.

Docteur F. BARINQUE,
37, rue Charles-Laffitte, Neuilly-sur-Seine.

———

Le 25 mars 1928.

Cher Monsieur,

Je suis heureux de vous envoyer ci-joint l'observation prise sur moi-même depuis le 29 février 1928, date à laquelle j'ai commencé à porter votre collier.

Vous verrez par cette observation que n'étant pas en état pathologique, ma santé est meilleure et mieux équilibrée. Permettez-moi de vous en dire toute ma reconnaissance à laquelle je joins mon admiration pour votre belle découverte.

Observations de moi-même. — Le mercredi 29 février 1928, j'ai commencé à porter le collier de M. Georges Lakhovsky.

2 mars : J'ai déjà observé quelques phénomènes intéressants, phénomènes de détail car mon état actuel n'est aucunement pathologique. Cependant, pendant les deux dernières nuits, mon sommeil a été meilleur, pendant les deux derniers jours, les fonctions digestives ont été plus régulières et plus faciles.

5 mars : Changement très net dans mes habitudes physiologiques de toujours, notamment du côté nerveux. Mon existence a été une suite d'excitations et de dépressions

nerveuses, dépendant des influences extérieures, des fatigues de chaque jour, des émotions, etc. Je note que depuis le 29 février, mon existence quotidienne étant la même, mes nerfs tendent vers un équilibre que je ne connaissais pas.

10 mars : Mon sommeil continue à être meilleur, je m'endors plus tôt qu'avant le 29 février et de ce fait le réveil est moins pénible. Toute sensation de fatigue a disparu au moment du lever. Or, je ne me suis jamais levé jusqu'à présent sans éprouver cette sensation pénible de grande fatigue.

Les fonctions digestives ont de plus en plus évolué. Ayant l'habitude d'un dîner très sobre, le fait de dîner en ville, c'est-à-dire de faire exception à ma frugalité ordinaire, entraînait toujours comme conséquence une nuit agitée et légèrement fébrile, J'ai assisté à trois dîners auxquels j'ai fait honneur depuis le 29 février. Les nuits suivantes ont été calmes avec un bon sommeil et suivies d'un réveil paisible.

12 mars : Mes familiers déclarent que depuis quelques jours, mon facies est meilleur, notent que mon visage est détendu, plus calme, plus plein. Effectivement, mon poids accuse une augmentation de 500^g. Mon teint est en état d'amélioration, ce qui indique des fonctions hépatiques plus satisfaisantes; je dois en effet surveiller mon foie assez susceptible.

18 mars : Je note une stabilisation dans l'amélioration des phénomènes nerveux en général. Peu ou presque plus d'impatiences et cela sans recourir au contrôle psychique. Le poids a encore augmenté de 180^g.

23 mars : Une grosse contrariété est survenue pour moi le 19 mars. Je note beaucoup moins d'abattement, de prostration nerveuse que je ne m'attendais à en avoir; j'ai beaucoup plus de calme en face d'une situation délicate que j'espère d'autant mieux résoudre. Mon sommeil et mes fonctions digestives ont été moins troublés par cet événement que je ne m'y attendais.

Croyez, cher Monsieur, à l'expression de mes sentiments les meilleurs.

Signé : Dr F. BARINQUE.

Docteur N. VACCARO

des Facultés de Médecine de Rome et de Paris,
36, rue La Bruyère, Paris.

Paris, le 26 mars 1928.

Collier Lakhovsky.

Observations sur la malade L...

Mme L..., âgée de 60 ans environ, est atteinte depuis près de 8 ans de diabète sucré simple sans dénutrition. Elle a suivi toujours scrupuleusement un régime et une hygiène générale qui ont suffi à réduire ou à maintenir la glycosurie à un chiffre oscillant entre 4ᵍ et 18ᵍ par litre.

Obligée par des conditions particulières de famille de pratiquer une vie très active, surtout dans ces derniers temps, elle a commencé, quoique ne s'écartant pas de son régime et ne présentant pas une augmentation de sa glycosurie (4-5ᵍ environ) à accuser une fatigue générale, une asthénie surtout des membres inférieurs, l'obligeant à s'aliter les après-midi. A cette asthénie s'est ajoutée progressivement une insomnie telle que les nuits étaient, au dire de la malade, complètement *blanches*.

Dans ces conditions lamentables, Mᵐᵉ L... se décide, malgré son incrédulité et sa répugnance, à porter, selon mon conseil, le 15 janvier 1928, le collier Lakhovsky. Après quelques jours (3-4), la malade avait même oublié d'être porteuse du collier, l'asthénie aux membres inférieurs, asthénie qui une semaine auparavant l'obligeait à s'étendre sur un lit pour quelques heures vers la fin de l'après-midi, commença à diminuer progressivement jusqu'à disparaître complètement après 10 jours. Les nuits, très redoutées par Mᵐᵉ L... pour l'insomnie, commencèrent à être meilleures aussi, pour devenir dans le même laps de temps tout à fait normales. A la plus grande joie de la malade, tous les somnifères qui, d'ailleurs la déprimaient beaucoup sans lui apporter autre chose qu'un éphémère soulagement, ont été supprimés complètement. Les forces étant redevenues normales, Mᵐᵉ L... a repris, après 15 jours de « régime du collier », sa vie active d'autrefois et n'accuse plus aucune fatigue même après quelques journées très chargées (ménage, cuisine, lessive, etc.).

En suivant de près Mme L..., je puis absolument affirmer et confirmer que son état général est grandement amélioré. Le facies de notre patiente est plus reposé et ce qui frappe surtout, c'est l'état d'euphorie dont elle jouit actuellement en opposition avec l'état général lamentable d'il y a un mois.

Cela va sans dire que Mme L..., maintenant, est très heureuse et pour rien au monde elle ne veut se détacher de ce qu'elle appelle son *talisman* ou son précieux collier.

Signé : Dr VACCARO.

———

Paris, 3 novembre 1928.

Cher Monsieur,

Un tout petit mot au milieu de mes absorbantes, — je devrais dire mes terribles occupations.

Tout le monde est étonné, je suis émerveillé moi-même de la tâche écrasante que je soutiens depuis plus d'un mois sans fléchir. Cela tient du miracle.

Je ne dors pas toujours 6 heures; à 4^h, je suis debout chaque matin tant l'ouvrage est absorbant. Je travaille dans les conditions pénibles que vous savez, 14 heures par jour; je parle pendant 7 heures; ajoutez tous les soucis que comporte mon organisation. Et pourtant, je ne perçois aucune fatigue. L'esprit reste lucide, et l'imagination garde sa fraîcheur.

Mon régime de vie est détestable, je n'ai le temps de prendre aucun exercice; je ne suis jamais à l'air.

En bonne logique, je devrais donc être malade, épuisé, vidé. Or, je suis debout, alerte, de bonne humeur, bien portant.

A quoi voudrait-on que j'attribue un pareil état de santé, sinon au Collier Lakhovsky ?

Ma vie est un véritable défi au bon sens pour qui ne connaît pas la mystérieuse influence qui m'enveloppe et me soutient.

Mais je crois que, pour certains organismes, cette influence se produit lentement par un insensible progrès. Il a fallu 7 mois pour que je la ressente avec évidence, et d'une façon aussi continue.

Pour Mme D..., l'effet a été beaucoup plus rapide, vous vous le rappelez. Pourtant ses jambes n'ont été vraiment soulagées qu'après plusieurs mois. Elle vous a dit, je crois, qu'elles étaient redevenues normales. Plus d'enflures, plus de picotements, plus de sensation de brûlures ni malaise d'aucune sorte.

Il me paraît donc essentiel que ceux qui distribuent votre géniale invention recommandent la patience. Qu'on ne quitte le collier ni jour ni nuit pendant des mois s'il le faut. L'effet heureux ne peut manquer de se produire.

Voilà ce qu'il m'a paru urgent de vous dire.

J'irai vous remercier une fois de plus de vive voix, dès que j'aurai la plus petite liberté.

En tout cas, je vous prie, cher Monsieur, d'être assuré de ma profonde reconnaissance.

Ph. D...,
Professeur agrégé.

Docteur F. BARINQUE.
37, rue Charles-Laffitte, Neuilly-sur-Seine.

Le 10 juin 1928.

Observation.

Mme J..., 53 ans, s'aperçoit le 15 février de la présence d'une petite tumeur dans le sein droit. Deux jours après, cette tumeur est le siège de douleurs qui s'intensifient rapidement.

Le 23 février, un prélèvement de la tumeur est pratiqué aux fins d'analyse. Celle-ci révèle le caractère nettement néoplasique de la tumeur dont l'évolution, extrêmement rapide, comporte un pronostic grave.

Le 9 mars, ablation du sein droit et d'une énorme masse ganglionnaire. Pendant les jours qui suivent, l'état général de la malade est mauvais, la température oscille entre 39° le matin et 40°, 2 le soir. Au bout d'une huitaine de jours, la plaie opératoire n'a pas encore subi de commencement de cicatrice, la température, quoique ayant baissé, ne descend jamais le soir au-dessous de 38°, 5; la malade est extrêmement faible, s'alimente peu, digère mal, ne dort pas.

Vers le 15 avril, la situation est presque stationnaire, la plaie opératoire tend à se refermer dans la région de l'aisselle, mais du côté du sein l'ouverture est encore, semble-t-il, très récente et une grande perte de substance n'est pas encore en voie de bourgeonnement.

Le 16 avril, la malade porte pour la première fois le Collier oscillant Lakhovsky qu'elle n'a pas quitté depuis. Presque aussitôt, le sommeil devient meilleur, les fonctions digestives plus faciles, la température descend sensiblement et ne dépasse guère 37°, 2 le matin, 37°, 6 le soir.

Au bout d'une semaine environ, il apparaît nettement que la plaie veuille se refermer avec plus de rapidité et la perte de substance est le siège d'un bourgeonnement très net.

Aujourd'hui, changement très notable, la série des pansements touche à sa fin et sera vraisemblablement terminée d'ici une dizaine de jours après lesquels la malade partira pour le Midi. L'état général est bien meilleur, l'appétit normal, les fonctions digestives excellentes. La température oscille entre 36°, 8 et 37°, 5.

Signé : Dr F. BARINQUE.

Neuilly, le 9 novembre 1928.

(Suite de l'observation de Mme J..., 53 ans.)

Partie en convalescence le 20 juillet sur la Côte d'Azur, la plaie opératoire était complètement cicatrisée. Très fatiguée par ce long voyage, envoie cependant quelques jours après des nouvelles très rassurantes.

Est rentrée à Paris le 1er novembre n'ayant cette fois été nullement fatiguée par le voyage et étonnant tout son entourage par un rajeunissement complet de ses facultés physiques et intellectuelles.

Déclare elle-même ne pas s'être sentie en aussi parfait équilibre physique depuis de nombreuses années.

Signé : Dr F. BARINQUE.

Valençay, 13 août 1928.

Colonie scolaire, 6, rue Talleyrand.

Monsieur le Duc,

Permettez-moi de venir vous dire ma profonde reconnaissance pour l'immense service que, sans vous en douter, vous avez rendu à ma mère et à moi.

A la Pentecôte, en rendant visite à Mlle Marie, j'ai eu connaissance de la fameuse invention de M. Lakhovsky dont j'avais déjà vaguement entendu parler.

Ma mère étant atteinte d'un cancer, j'allai chercher la fameuse ceinture et le bracelet. Dès ce jour, la maladie fut arrêtée et, depuis un mois, non seulement l'état général s'est amélioré d'une manière surprenante, mais la tumeur et l'enflure ont diminué énormément et les souffrances sont bien moindres.

Pour ma part, chaque fois que je viens à Valençay, j'ai une crise d'asthme terrible nécessitant de fréquentes piqûres de morphine. Or, M. Lakhovsky m'a remis à la Salpêtrière un collier et je me porte à merveille.

Je me permets de vous donner ces détails, car l'expérience que vous avez tentée sur Mlle Marie ne donne aucun résultat pour la bonne raison qu'elle ne l'a tentée que pendant 48 heures.

Avec mes remerciements, veuillez agréer, Monsieur le Duc, l'expression de mes sentiments respectueux.

Signé : E. J....
Directrice de la Colonie.

(Je dois cette lettre à l'obligeance de M. le Duc de Valençay, son destinataire, qui me l'a communiquée en m'autorisant à la publier.)

Paris, le 12 juillet 1928.

Cher Monsieur,

Permettez-moi de vous remercier d'avoir bien voulu m'accorder hier cette heure d'entretien qui m'a permis de me rendre compte du fonctionnement de vos colliers.

Le 14 juin j'étais dans un état assez piteux : crise de rhumatisme au pied gauche compliquée d'un coup assez fort que j'avais reçu sur ledit pied, et insomnies continuelles provenant d'une crise prolongée de rhumatismes entre les deux épaules. Je me suis servi le soir même de vos deux appareils : l'un au pied, l'autre au cou, et le lendemain j'étais très agréablement surpris de me réveiller la tête fraîche, sans douleurs, et de pouvoir marcher presque sans souffrance. Deux jours après il n'y paraissait plus. Depuis je me porte parfaitement et me sens plus jeune que jamais.

Je suis particulièrement reconnaissant à Voronoff de m'avoir procuré le plaisir de faire votre connaissance puisque j'ai rencontré chez lui des gens aimables et qui m'ont délivré de mes maux.

Croyez, cher Monsieur, à mes sentiments les plus cordialement dévoués.

Signé : H. NOUVION.

Professeur REMOND,
45, rue des Tourneurs, Toulouse.

Le 20 novembre 1928.

Monsieur,

Voici un cas : H. D..., anorexie, fièvre rémittente, agrypnie, amaigrissement d'avril 1928 à juillet 1928. Se décide à se plaindre. Envoyée à l'hôpital. Placard appendiculaire. Température de 38° à 39°. Régime excessivement restreint. Poids 46^{kg}. Opérée fin août ; pas de pus, mais congestion appendiculaire intense et ptose généralisée.

Fin septembre : squelettique, anorexie, température subfébrile.

Au début d'octobre, ramenée en service de médecine ; même état, 47^{kg}.

Collier : Régime hospitalier et laxatifs légers. Au 15 novembre, 55^{kg}, appétit complètement revenu, sommeil excellent, activité physique complète ; température 37° à 37°,5.

Mais — il y a un mais — en quittant le collier pour me le rendre, elle l'a cassé.

Vous avez bien voulu m'en donner deux. L'autre a été donné à une anémie pernicieuse. On verra. Seulement, vous seriez tout à fait aimable maintenant de me les faire payer; je serais beaucoup plus libre. Si vous voulez bien comprendre mon scrupule envoyez m'en trois en me fixant le prix.

Avec mes sentiments les plus distingués et reconnaissants.

Signé : Professeur RÉMOND,
de la Faculté de Toulouse.

Docteur BARTHE DE SANDFORT,
Cannes.

22 novembre 1928.

A Monsieur Lakhovsky, Paris.

Monsieur,

Je vous présente toutes mes excuses pour ne vous avoir pas encore remercié de l'accueil que vous avez bien voulu me ménager quand j'ai eu l'honneur d'aller vous voir sous les auspices de M. Nouvion.

J'attendais de pouvoir vous apporter le tribut de mes observations sur les effets des appareils que vous m'aviez si aimablement donnés.

J'ai porté pendant un mois le collier, la ceinture et les deux bracelets pour mes pauvres jambes atteintes, comme je vous l'ai dit, *d'artérite oblitérante.* Tout mon entourage a trouvé que mon apparence extérieure s'était favorablement modifiée malgré la fatigue d'un séjour à Paris qui d'habitude éprouve sensiblement mes 76 ans.

Mais, ce qui m'a le plus frappé, *c'est que je n'ai plus eu les crampes nocturnes* qui m'avaient jusqu'alors torturé au moins trois fois par semaine.

Sur une de mes parentes souffrant de crises gastriques (maladie de Reichman) intermittentes, j'ai eu l'idée d'essayer ma ceinture et depuis un mois qu'elle la porte, elle n'a plus eu de douleurs.

Sur ces entrefaites, ma femme, âgée de 77 ans, a présenté tout à coup les symptômes habituels d'un ictus cérébral, heureusement relativement bénin : légère paralysie des membres du côté droit, déviation de la bouche et embarras de la parole; je lui ai passé mon collier et, sans oser rien affirmer, il y a un amendement dans les symptômes que je n'oserais affirmer imputable à celui-ci seul, puisqu'il est fait une médication énergique en même temps; mais, comme vous me l'avez si justement dit, c'est sur la réunion des observations aussi multiples que possible qu'on pourra établir des lois définitives.

Je rapprocherais volontiers ces constatations personnelles de celles que m'avait signalées M. Nouvion au sujet d'un de ses cousins qui fut atteint d'un ictus analogue.

Veuillez agréer, Monsieur, l'expression de mes sentiments les plus distingués.

Signé : Dr BARTHE DE SANDFORT.

Docteur Cʜ. PERINEAU,
3, rue Mesnil.

———————

Paris, 6 décembre 1928.

Observation I. — M. P. E..., 81 ans.

Antécédents chargés ces dernières années : phlébites des jambes avec petits ulcéres variqueux douloureux ; phlébite du bras droit avec limitation consécutive des mouvements ; deux broncho-pneumonies ayant laissé de l'arythmie cardiaque et de l'œdème des bases. En 1922, on découvre un squirre prostatique (Marion) avec rétention presque complète des urines. L'état général ne permet que de faire une irradiation profonde de la tumeur (Jolly).

En 1927 : poussée phlébitique, ulcéres variqueux ouverts, fléchissement cardio-pulmonaire ayant nécessité un repos total au lit ou à la chambre tout l'hiver 1927-1928 ; en même temps, poussées continuelles de température et rétention complète des urines avec infection. Il semble qu'il n'existe que de la congestion du côté de la prostate, la tumeur paraissant à peine augmentée de volume.

En août 1928, le malade arrive à Deauville où il doit toujours garder la chambre, son infirmité urinaire empêchant toute sortie, troublée d'ailleurs par de la dyspnée d'efforts ;

en outre, il se plaint d'une soif ardente et d'une tendance continuelle à la narcolepsie.

Outre les soins ordinaires, il reçoit en août un collier oscillant Lakhovsky. Il rentre chez lui en septembre et peu à peu voit s'améliorer son état général, se fermer ses ulcères de jambe, si bien qu'il peut alors recommencer à sortir quelques heures sans fatigue et sans envie continuelle d'uriner; il reprend son appétit, son sommeil; sa soif s'atténue, les urines deviennent presque claires.

Fin octobre, son collier casse et il le retire sans y attacher d'importance et sans prévenir. A ce moment reparaissent de l'œdème des bases, un peu de température, des urines sales, de la fatigue. Il faut interrompre les sorties.

En novembre, il reçoit un nouveau collier. Actuellement les troubles ont disparu, il recommence à sortir et il aborde son hiver en un état amélioré sur celui des années précédentes.

Observation II. — M. P. C..., 45 ans.

Atteint brusquement en juillet 1927 d'un lumbago avec sciatique droite ayant nécessité le lit puis s'étant prolongé toute l'année avec rechutes et poussées continuelles surtout après la fatigue qui survient plus rapidement que les années précédentes.

En août 1928, reçoit un collier oscillant Lakhovsky. Depuis ce temps les douleurs ont notablement diminué; aucune poussée n'est apparue; il a récupéré peu à peu la

laxité normale de presque tous ses mouvements et a pu
travailler d'une vie physique et morale très active sans
prendre aucun repos ni vacances, avec un très bon état
général.

Signé : D^r Ch. PÉRINEAU.

DISPENSAIRE DE LA CROIX-ROUGE,
Orphelinat de Saint-Joseph, Deauville.

---

18 décembre 1928.

Monsieur,

La plupart de mes malades éprouvent un bien-être inaccoutumé du port de vos appareils et vantent à l'envi le bienfait
de votre invention. Une entre autres, âgée de 76 ans, qui
souffrait depuis plusieurs années de douleurs rhumatismales
qui nécessitaient de fréquentes piqûres, n'a pas eu besoin
de mes soins depuis un mois qu'elle porte son collier et
m'a déclaré qu'elle avait la sensation d'être rajeunie
de 20 ans. Je l'ai comprise parfaitement, car souffrant
moi-même de maux de reins depuis plus d'un an et de maux
de jambes occasionnés par des varices internes qui rendaient
ma mission d'infirmière très pénible j'ai voulu refaire l'expérience commencée à Paris et depuis que je porte la ceinture
tous les phénomènes douloureux ont disparu et je me trouve

aussi alerte et infatigable qu'au début de ma carrière charitable; aussi mes malades, voyant en moi un encouragement, se laissent très facilement convaincre de l'efficacité du traitement et y recourent avec empressement. Si cela continue j'aurai l'avantage de ne plus avoir que des visites amicales à faire à tous mes malades d'autrefois. Pour une infirmière, c'est un rêve.

Je regrette de n'avoir pas à ma disposition un appareil transmetteur assez puissant qui porte jusqu'à vous l'écho du concert des bénédictions qui s'élèvent de toute la contrée où votre méthode produit de si heureux effets dans bon nombre de familles où la maladie sous une forme ou sous une autre mettait l'ennui, la tristesse, la gêne et la misère quelquefois.

Je me réjouis grandement du succès qui en résulte pour le bien de cette œuvre.

Veuillez agréer, Monsieur, l'expression de mon religieux respect.

Signé : Sœur MARIE de l'Annonciation,

Religieuse franciscaine,
Infirmière du dispensaire.

DISPENSAIRE DE LA CROIX-ROUGE,
Orphelinat de Saint-Joseph, Deauville.

———

8 janvier 1929.

Monsieur,

A Touques particulièrement, la famille L.... a obtenu un succès tel que tous les voisins sont émerveillés. A ma première proposition, c'est-à-dire à mon retour de Paris, le mari me fit cette réponse caractéristique : « Si vous obtenez que ma femme ne gémisse plus, je vous voterai des félicitations, car depuis que nous sommes mariés, depuis une trentaine d'années, je l'aï entendue chaque jour se plaindre. » Le fait est que cette dame souffrait continuellement de maux de reins et de varices qui l'obligeaient à faire très souvent de la chaise-longue et lui rendaient tout travail très pénible. Depuis le collier, toutes ses misères se sont évanouies et elle donne l'impression d'une jeunesse recouvrée. Je l'ai vue samedi dernier, elle est vraiment métamorphosée. Le mari m'a déclaré que non seulement, sa femme ne gémissait plus, mais que la chaise-longue a été mise de côté complètement et qu'elle fait tout son travail sans accuser de fatigue.

J'ai pensé que ces détails vous intéresseraient. Le mari porte également un collier et pour les étrennes ils ont fait don d'un collier à leur fille ainsi qu'à leur petite-fille, 3 ans;

cette dernière était sujette à l'entérite et se trouve bien depuis qu'elle a le collier. C'est donc une famille heureuse.

Je vous prie d'agréer, Monsieur, l'expression de mon religieux respect.

Signé : Sœur MARIE DE L'ANNONCIATION,
Religieuse franciscaine.

DISPENSAIRE DE LA CROIX-ROUGE,
Orphelinat de Saint-Joseph, Deauville.

---

24 janvier 1929.

Monsieur,

J'ai noté quelques observations que j'ai cru de nature à vous intéresser.

*Observations recueillies près de personnes portant
les colliers ou ceintures de M. Lakhovsky, depuis le mois
de novembre 1928.*

Premier cas. — Mme L..., 76 ans, Deauville.

Souffrait de rhumatismes depuis l'âge de 40 ans; a fait trois cures à Dax avec amélioration momentanée. Depuis plusieurs années, difficulté progressive de la marche, crises très fréquentes traitées alternativement avec piqûres de naïodine, iodinjectol, iodoseptine, morphine, sans résultat appréciable les trois dernières années. Le 29 novembre accepte l'essai du collier qu'elle n'a pas quitté depuis.

Tout autre traitement a été complètement supprimé, la malade reconnaît une transformation complète de son état général que manifeste tout l'ensemble de sa personne ; elle peut sortir, faire de petites promenades, repose très bien la nuit et n'a eu besoin de recourir à aucune piqûre dans ce laps de temps ; elle avoue se sentir rajeunie de 20 ans. En reconnaissance, se fait propagatrice de la méthode qui lui a si bien réussi, près de sa famille et de ses amis.

Deuxième cas. — M. P. L..., 41 ans, fils de la première, Deauville.

Rhumatismes goutteux depuis la fin de la guerre, a fait plusieurs cures à Contrexeville sans résultat appréciable, traité habituellement avec salicylate et colchicine sans amélioration notable.

Porte le collier depuis le commencement de décembre ; a vu son état s'améliorer progressivement. A quitté le collier pendant 8 jours et a été repris d'une nouvelle crise. A remis le collier hier matin.

Troisième cas. — Mme L..., 44 ans, Deauville.

En juin 1928, a eu une hémorragie utérine faisant craindre la nécessité d'une intervention chirurgicale. L'état s'étant amélioré, le projet d'opération fut abandonné ; mais la malade conservait au niveau de l'ovaire gauche une douleur persistante avec empâtement de la trompe. Très mauvaise circulation; œdème de la face, des mains, des chevilles. Vertiges fréquents, lassitude générale conduisant insensiblement la malade vers la neurasthénie. Trois syncopes en octobre et novembre. Ne pouvant faire aucun effort pour réagir et sortir. Les nuits agitées par des insomnies et des cauchemars.

Le 7 décembre, sur le conseil de sa fille aînée, je vais la voir et la trouve prostrée dans son fauteuil; elle consent à essayer l'influence du collier qu'elle n'a plus quitté depuis et a la joie de voir peu à peu son état s'améliorer. Elle a eu seulement un vertige le 8 et depuis n'a plus rien constaté de ces phénomènes troublants. Les nuits sont devenues normales. Elle repose d'un bon sommeil et a repris au sein de sa famille ses fonctions de maîtresse de maison très active et peut faire d'assez longues courses sans être incommodée.

Quatrième cas. — Mlle R..., 23 ans, conservait d'une anémie grave remontant à quelques années des troubles circulatoires qui ont complètement disparu depuis le 7 décembre, date où elle a commencé à porter le collier.

Cinquième cas. — Mlle S..., 16 ans, Deauville.

Opérée de l'appendice en juin 1927, éprouvait au niveau de la cicatrice des douleurs sourdes s'accentuant au moment des règles et provoquant à ce moment des vomissements fréquents. Reçoit le collier le 7 décembre, les premières journées suivantes furent encore plus pénibles que de coutume. La malade accusait au niveau de sa cicatrice des tiraillements d'une violence inaccoutumée, dut s'aliter. Au bout d'un jour de repos, le calme se fit et depuis la malade n'a plus rien ressenti au niveau de la couture qui a cessé d'être douloureuse.

Les phénomènes signalés laissent présumer qu'il devait y avoir des adhérences cicatricielles qui entretenaient les douleurs sourdes et provoquaient les vomissements périodiques et que ces adhérences ont dû céder aux influences du collier dans la crise aiguë signalée, puisque les règles suivantes se sont passées normalement.

Pour confirmer cette opinion, voici un détail complémentaire : le collier se brise le 6 janvier au bout de quelques jours ; la malade se sent moins bien et accuse à nouveau la douleur du côté opéré. J'ai revu la malade après quelques jours où elle avait repris son collier réparé ; elle m'a déclaré qu'elle était de nouveau très bien.

Sixième cas. — M. L..., 45 ans, Deauville.

Très sanguin. Troubles circulatoires. Se trouve plus à l'aise depuis décembre par le port de la ceinture. Son fils André, 18 ans, qui souffrait beaucoup des reins, porte aussi efficacement la ceinture depuis la même date.

Septième cas. — Mme L..., 71 ans, à Littry (Calvados).

Rhumatismes généralisés.

Porte le collier depuis le 14 décembre 1928 et étonne tout son entourage par la transformation survenue dans tout son état depuis cette date. L'effet a été si subit et si absolu que sa famille en est stupéfaite. Elle ne sait comment exprimer sa reconnaissance pour le bienfait du collier qui lui donne une si heureuse vieillesse.

Huitième cas. — Mme *H...*, 43 ans, Touques (Calvados).

A eu une phlébite il y a deux ans après une grossesse tardive. Accepte d'essayer l'influence du collier le 8 décembre 1928 ; la jambe malade redevient normale au bout de peu de jours. Le collier se brise en janvier. La jambe enfle de nouveau jusqu'à la reprise du collier après réparation.

Le Dr L..., de T..., à qui j'ai remis mon collier, a dû subir l'opération pour ulcère de l'estomac. Il va aussi bien que possible et doit quitter la clinique samedi prochain ; je suivrai de près la marche de la convalescence et de la reprise de ses forces et vous tiendrai au courant.

Veuillez agréer, Monsieur, l'assurance de mon religieux respect.

Sœur MARIE de l'Annonciation,
Religieuse franciscaine,
Infirmière du dispensaire.

Docteur N. VACCARO,
des Facultés de Médecine de Rome et de Paris,
36, rue La Bruyère, Paris.

———

Paris, le 12 février 1929.

Cher Monsieur,

Le 26 mars 1928, je vous ai envoyé une observation concernant Mme L..., âgée de 60 ans environ, atteinte de diabète sucré simple avec asthénie que j'ai traitée par le collier Lakhovsky.

Depuis, cette malade se porte à merveille. Non seulement elle n'est plus obligée de se reposer et de faire de la chaise longue, mais elle travaille toute la journée sans la moindre fatigue et elle m'a déclaré récemment que jamais sa santé n'avait été aussi bonne.

Voici un autre cas extrêmement intéressant :

Mme Louise F..., 55 ans. Opérée en 1914 pour kyste hydatique du foie et appendicite. En 1922, troubles généraux caractérisés par asthénie profonde, lipotimies fréquentes, vomissements. Dosage d'urée : 0,25 (dans le sang). Absence de sucre dans les urines. Ptose du rein droit qui était très douloureux à la palpation.

Cette grave crise atténuée, la patiente a été opérée quelques mois après par M. le professeur Gosset de néphropexie.

A la suite de cette opération, la malade n'a pas beaucoup souffert pendant deux ans environ; mais en 1925 les troubles réapparaissent. La patiente se plaignait toujours de sensation de faiblesse générale, d'insomnies rebelles à toute thérapeutique et parfois de douleurs abdominales.

Plusieurs examens radiographiques successifs de son tube digestif et de la vésicule biliaire n'ont rien révélé d'anormal. Le séjour répété à la campagne et plusieurs cures à Vichy ont amélioré légèrement l'état de la patiente sans lui donner cependant la guérison espérée car l'asthénie et l'insomnie la faisaient toujours souffrir. A cause de ses souffrances et de sa faiblesse géné.ale, elle avait été obligée de quitter sa place de comptable.

En avril 1928, son état général est toujours sans changement; même après un traitement énergique reconstituant, suivi récemment, et un séjour prolongé à la campagne, la malade se plaint toujours de sa faiblesse, de son insomnie, de troubles dyspeptiques, etc.

C'est à ce moment que je lui conseille de porter le collier Lakhovsky. Mon conseil est accepté après une vive insistance de ma part, mais avec un sourire sceptique de la patiente. Aucune nouvelle de ma malade jusqu'au 15 septembre, jour où elle est revenue me voir en me suppliant de lui donner un autre collier, car le sien s'était cassé 8 jours auparavant. Elle m'avoue que sa faiblesse, son insomnie et ses troubles dyspeptiques avaient disparu dès la première semaine du port du collier. En 5 mois, elle avait engraissé de plus de 5^{kg}. Je lui donne un autre collier et la patiente s'en va très heureuse, car elle est sûre cette fois de ne plus souffrir.

En janvier, elle m'écrit qu'elle se porte tout à fait bien et qu'elle a repris sa place de comptable quittée depuis des années; une autre lettre du 2 février me confirme sa guérison et son départ pour Lyon où une nouvelle et très importante place de chef-comptable dans une grande industrie lui avait été offerte; son talisman (c'est ainsi qu'elle appelle son collier) ne la quitte plus et une réserve de trois autres colliers qu'elle s'est procurée avant de partir est toujours prête à remplacer celui qu'elle porte dans le cas où il viendrait à s'abîmer.

Il n'y a pas de doute, par conséquent, que l'usage du circuit oscillant Lakhovsky a, dans le cas de cette malheureuse malade, provoqué une véritable *résurrection*. Je ne puis donc, pour terminer cette observation, qu'emprunter les mots du professeur Sordello Attilj de Rome que « les théories de M. Lakhovsky peuvent trouver une large application non seulement dans le traitement du cancer, mais aussi dans celui des autres maladies » et que cette nouvelle méthode thérapeutique, vraiment très efficace, doit être connue de tous les médecins et largement répandue.

Signé : Dr N. VACCARO.

Docteur E. CINCIN.

10, Avenue de Livry, Sevran (Seine-et-Oise).

6 Mars 1929.

Monsieur,

Permettez-moi de vous rappeler que vous m'aviez confié, en mai et août 1928, quatre colliers (pour le cou et ceinture) pour l'une de mes clientes opérée en 1925 d'un sarcome de l'ovaire.

Cette malade commençait à ne plus très bien aller en janvier 1928 (œdèmes, légère ascite, douleurs abdominales, fatigue générale, insomnies douloureuses). Depuis mai 1928, elle porte sans discontinuer vos colliers; elle va très bien à l'heure présente. Le chirurgien qui l'a opérée n'y comprend rien; l'examen histologique des pièces ayant été fait, il ne peut y avoir erreur sur la nature du mal dont a été opérée la malade. Contre toute attente, celle-ci se porte mieux que jamais depuis l'application du collier et de la ceinture Lakhovsky.

Veuillez agréer, pour ma malade et pour moi, l'expression de nos remerciements reconnaissants.

Signé : Docteur E. CINCIN.

CONCLUSIONS

Il résulte des théories de M. Lakhovsky, ainsi que des observations que nous avons publiées ci-dessus, que l'action du circuit oscillant n'est pas spécifique pour telle ou telle maladie. Mais, en renforçant l'oscillation des cellules et en la régularisant, ce circuit contribue efficacement au maintien de l'équilibre oscillatoire de l'organisme, et par suite au maintien de la santé, en facilitant la division normale des cellules sans accidents, d'où la lutte victorieuse de l'organisme contre toutes les causes pathogènes.

Comme nous venions lui demander son approbation pour l'édition de cette brochure et en me remettant les observations qu'il a reçues, M. Georges Lakhovsky a bien voulu nous faire la déclaration suivante :

« Surtout dites bien dans votre brochure que le cancer pris dans le début est une maladie guérissable et que les seuls moyens rapides et radicaux utilisables à ce moment sont l'ablation chirurgicale, le radium et parfois les rayons X.

» Dites bien au public que dès que l'on ressent un petit

bouton dur et persistant sur la langue, sur les gencives ou bien certaines rougeurs, avec substance grisâtre, sur les parois de la bouche ou encore certaine paresse stomacale avec amaigrissement, ou des vomissements de « marc de café », des indurations grosses comme une noisette dans les seins, ou des hémorragies utérines persistantes, répétez-lui qu'il faut courir immédiatement chez le médecin. Quelques semaines après il serait trop tard pour tenter avec un succès certain l'ablation chirurgicale du mal ou les traitements ci-dessus indiqués.

» Je n'ai jamais conseillé ni voulu appliquer moi-même dans les hôpitaux uniquement mes circuits oscillants aux malades qu'on peut soit opérer chirurgicalement, soit traiter par le radium, etc. Rien n'empêche d'ailleurs de munir les malades des circuits oscillants lorsque la chirurgie ou la médecine ont déjà commencé leurs traitements classiques. Vous serez assuré par ce moyen, si l'intervention chirurgicale ou médicale échoue, sinon de guérir le malade, du moins d'arrêter le mal, de le localiser et de supprimer la souffrance. Lors de cas désespérés, nous avons vu des malades munis de ces circuits mourir sans souffrance.

» C'est ainsi qu'un savant gentilhomme italien, le comte Palagi de Palagio, qui s'intéresse beaucoup à mes travaux et qui a initié à mes méthodes le professeur Attilj, m'écrivait le 25 février 1928, au moment où un être qui lui était cher décédait d'une tumeur qui avait attaqué le fémur :

« Les circuits oscillants que je lui avais appliqué depuis

» bientôt cinq mois n'ont pas eu raison du cancer qui le
» minait; il s'agissait d'une métastase dans les os, sur
» l'issue de laquelle on ne pouvait, par conséquent, pas
» se faire d'illusions; néanmoins l'absence de toute souf-
» france dans un cas qui est notoirement des plus doulou-
» reux parmi les différents cas de cancer a prouvé suffi-
» samment que les circuits oscillants ont eu en cela une
» influence prépondérante. »

» D'autre part, la Sœur Marie de l'Annonciation, religieuse franciscaine du Dispensaire de la Croix-Rouge de
Deauville, m'écrivait le 25 janvier 1929 :

« Le malade pour lequel vous aviez bien voulu me
» donner une ceinture oscillante lors de ma visite à Paris
» est décédé récemment. Il avait une tumeur cancéreuse
» de l'estomac et une secondaire du foie. Les douleurs,
» intolérables en pareil cas, ont été très atténuées par
» le port de la ceinture et ses derniers jours ont été moins
» pénibles. Pour supporter la fatigue des longs jours et
» des nuits de veille, sa femme a expérimenté pour elle-
» même l'influence de votre collier et reconnaît qu'elle
» est étonnée d'avoir pu conserver ainsi sans faiblir sa
» force et son énergie pendant toute cette période. »

» Nous avons bien observé dans certains cas, comme le
professeur Attilj, des améliorations notables qui se
prolongent depuis trois ans sur des malades abandonnés

par la médecine et la chirurgie. Mais il faut être très prudent dans les conclusions et attendre pour se prononcer de voir s'il ne se produira pas par la suite des récidives ou des métastases.

» Je conclurai donc que, puisque mes circuits oscillants ont pu agir efficacement sur les malades mourants, ils peuvent *a fortiori* être utilisés avec succès comme moyen préventif. Mais je vous répète que, pour rien au monde, il ne faudrait renoncer à s'adresser dès le début de la maladie à la chirurgie et à la médecine pour adopter exclusivement mes circuits oscillants, alors que je n'ai jamais voulu tenter moi-même cette expérience.

» Car le délai que ous accorde cette terrible maladie pour employer les moyens que nous offre actuellement la science est si court que la moindre négligence à se soigner peut être fatale. Donc au moindre indice suspect de cancer, courez immédiatement chez le médecin. »

Nous nous inclinons respectueusement devant la volonté de M. Lakhovsky, en publiant cette déclaration de l'inventeur. Cependant, puisqu'on est arrivé, d'après ces multiples observations, à arrêter et à faire régresser cette terrible maladie, *a fortiori* doit-on pouvoir la guérir dès le début en appliquant la méthode du circuit oscillant. Mais nous recommandons au lecteur de suivre les conseils prudents de M. Lakhovsky.

Georges LAKHOVSKY

L'Universion

Préface du Professeur d'ARSONVAL, de l'Institut

M. le Professeur d'Arsonval présente à l'Académie des Sciences un nouvel Ouvrage, fort original et très remarquable, de M. Georges Lakhovsky, intitulé *l'Universion*. D'ailleurs voici comment le professeur d'Arsonval caractérise lui-même ce livre dans la Préface qu'il a faite : « Sous la forme attrayante du dialogue, le présent Ouvrage s'appuie néanmoins sur des données scientifiques certaines qu'il importe de vulgariser. Par ce détour ingénieux, l'auteur leur enlève ce qu'elles ont d'aride, pouvant rebuter le lecteur non préparé. "On n'instruit bien qu'en amusant"; telle semble être la devise de M. Lakhovsky. » Qu'est-ce donc que *l'Universion ?* Il synthétise l'infiniment grand de l'Univers et l'infiniment petit de l'ion. Les expériences scientifiques les plus récentes démontrent l'existence d'ondes cosmiques d'une puissance considérable auxquelles l'auteur donne le nom d'Universion et attribue tous les phénomènes physiques, chimiques, naturels et biologiques, jusques et y compris la pensée, la philosophie, les religions et l'existence même de Dieu. C'est ce que n'ont pu faire ni Descartes ni Spinoza, qui ne pouvaient, comme l'a fait M. Lakhovsky, appuyer leurs théories sur les plus récents progrès de la science moderne. Cet Ouvrage passionnera à la fois les non initiés et les savants, les premiers par le charme qu'il dégage, et les seconds par les nouveautés de ses données scientifiques.

Un volume in-8 (19-14) de VI-270 pages ; 1927 .. .. **20 fr.**

PARIS. — IMPRIMERIE GAUTHIER-VILLARS et Cie

86067-29   Quai des Grands-Augustins, 55

Imp. Gauthier-Villars et Cⁱᵉ
Paris VIᵉ.   36087